BEI GRIN MACHT SICH IHR WISSEN BEZAHLT

- Wir veröffentlichen Ihre Hausarbeit,
  Bachelor- und Masterarbeit

- Ihr eigenes eBook und Buch -
  weltweit in allen wichtigen Shops

- Verdienen Sie an jedem Verkauf

Jetzt bei www.GRIN.com hochladen und kostenlos publizieren

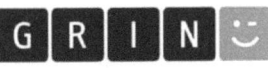

Bibliografische Information der Deutschen Nationalbibliothek:

Die Deutsche Bibliothek verzeichnet diese Publikation in der Deutschen National-
bibliografie; detaillierte bibliografische Daten sind im Internet über http://dnb.d-
nb.de/ abrufbar.

Impressum:

Copyright © 2019 GRIN Verlag
Druck und Bindung: Books on Demand GmbH, Norderstedt Germany
ISBN: 9783346026675

Dieses Buch bei GRIN:

https://www.grin.com/document/498765

Sabrina Krug

Selbstwirksamkeitserwartung und chronische Erkankungen. Psychologie des Gesundheitsverhaltens

GRIN Verlag

GRIN - Your knowledge has value

Der GRIN Verlag publiziert seit 1998 wissenschaftliche Arbeiten von Studenten, Hochschullehrern und anderen Akademikern als eBook und gedrucktes Buch. Die Verlagswebsite www.grin.com ist die ideale Plattform zur Veröffentlichung von Hausarbeiten, Abschlussarbeiten, wissenschaftlichen Aufsätzen, Dissertationen und Fachbüchern.

Besuchen Sie uns im Internet:

http://www.grin.com/

http://www.facebook.com/grincom

http://www.twitter.com/grin_com

Deutsche Hochschule für
Prävention und Gesundheitsmanagement

Einsendeaufgabe

Fachmodul: Psychologie des Gesundheitsverhaltens

Studiengang: BGM

Name, Vorname: Krug, Sabrina

Semester: **WS18**

Inhaltsverzeichnis

1 Selbstwirksamkeitserwartung

1.1 Definition von Selbstwirksamkeitserwartung

Das Konstrukt „Selbstwirksamkeit" geht zurück auf den kanadischen Psychologen Albert Bandura, in dessen Werk „Self-efficacy" er die Selbstwirksamkeit definiert als „[...] people's beliefs about their capabilities to produce designated levels of performance that exercise influence over events that affect their lives." (Bandura, 1994) (dt.: Die Überzeugung eigener Fähigkeiten bestimmte Leistungen erzielen zu können, die sich auf lebensbeeinflussende Ereignisse auswirken). Die tatsächliche Umsetzung dessen, was ein Mensch sich vornimmt zu tun, ist oft von der Selbstwirksamkeitserwartung abhängig (Barysch, 2016). Selbstwirksamkeit ist ein einzigartiges Konstrukt, welches nicht zu verwechseln ist mit beispielsweise dem Selbstwertgefühl (Luszczynska, Gutiérrez-Dona, & Schwarzer, 2005, S. 81).

1.2 Eine Messung der spezifischen Selbstwirksamkeitserwartung zum Thema „gesunde Ernährung"

Im Folgenden wird die Auswertung einer Befragung von fünf Personen zur Erfassung der spezifischen Selbstwirksamkeitserwartung zum Thema gesunde Ernährung dargestellt.

1.2.1 Stichprobe

Folgende Personen wurden befragt:

Tabelle 1: Beschreibung der Testpersonen (eigene Darstellung)

Person 1:	Männlich, 22 Jahre alt, Student Fitnessökonomie, sehr sportlich aktiv
Person 2:	Männlich, 19 Jahre alt, KFZ-Mechatroniker, sehr sportlich aktiv
Person 3:	Männlich, 56 Jahre alt, Werkzeugmacher, kaum sportlich aktiv, Ehemann von Person 4
Person 4:	Weiblich, 54 Jahre alt, Dipl.-Betriebswirtin, moderat sportlich aktiv, Ehefrau von Person 3
Person 5:	Weiblich, 23 Jahre alt, Industriekauffrau, moderat sportlich aktiv

1.2.2 Messinstrument

Verwendet wurde eine Itemanalyse der Skala zur spezifischen Selbstwirksamkeit zur gesunden Ernährung. Diese Skala beinhaltet 18 Fragen, die mit den Antwortmöglichkeiten „gar nicht sicher", „eher unsicher", „teils teils", „eher sicher" und „ganz sicher" beantwortet werden können, denen jeweils ein Score zwischen eins und fünf zugeordnet wird. Je höher der Score, desto höher die Selbstwirksamkeitserwartung.

1.2.3 Ergebnisse

In der folgenden Darstellung wurden die einzelnen Score jeder Person addiert und anhand eines Säulendiagramms aufbereitet. Der maximal erreichbare Score und somit die höchste Selbstwirksamkeitserwartung liegt bei 90.

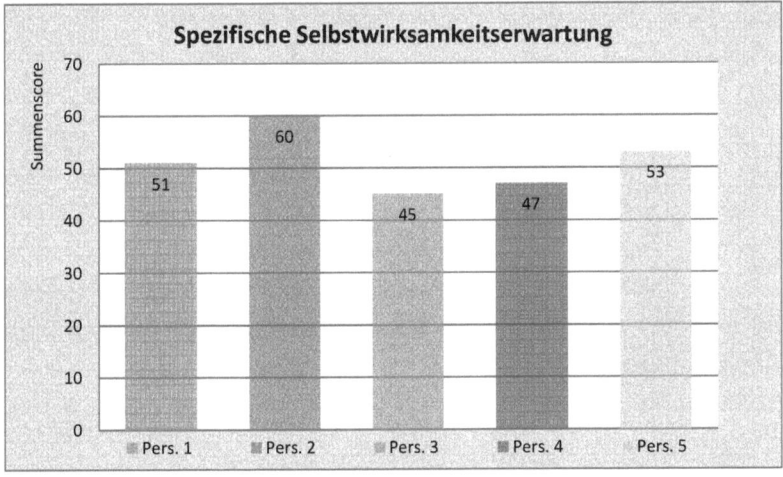

Abbildung 1: Darstellung der Summenscore der Testpersonen zur Messung der spezifischen Selbstwirksamkeitserwartung zum Thema „gesunde Ernährung" (eigene Darstellung)

1.2.4 Diskussion

Im Diagramm ist erkennbar, dass Person zwei mit einem Summenscore von 60 die höchste und Person drei mit einem Score von 45 die geringste Selbstwirksamkeitserwartung aufweist. Da die höchste erreichbare Punktzahl 90 beträgt, lässt sich sagen, dass keine der Testpersonen einen Score von unter 50% der maximalen Selbstwirksamkeitserwartung (Score von 45) aufweist. Auffällig ist hierbei, dass sich bei Person drei und vier ein ähnlich geringer Wert ablesen lässt. Person drei und vier sind mit 56 und 54 Jahren mit deutlichem Abstand älter, als die restlichen Personen mit einem Alter von 22, 19 und 23 Jahren. Zudem sind Person drei und vier Ehepartner. Dies lässt vermuten, dass die beiden Personen entweder ihre Essgewohnheiten (evtl. unbewusst) durch die Ehe aneinander angepasst haben oder, dass die jüngere Generation möglicherweise etwas ernährungsbewusster ist. Um dies sicher sagen zu können, ist die Stichprobe jedoch zu klein und somit nicht aussagekräftig genug. Bezüglich des Geschlechts und der Aktivität im Berufsleben lassen sich keine signifikanten Differenzen feststellen. Die Ergebnisse der männlichen Teilnehmer, welche gleichzeitig die Teilnehmer mit einem aktiveren Arbeitsalltag darstellen, ergeben einen durchschnittlichen Summenscore von 52, was keinen signifikanten Unterschied zu dem der weiblichen Teilnehmer, welche einer sitzenden beruflichen Tätigkeit nachgehen, mit einem Score von 50 darstellt. Ein weiteres deutliches Ergebnis ergibt der Unterschied zwischen Person zwei und Person drei. Person zwei, welche die sportlich aktivste Testperson ist, erhält den höchsten Summenscore (60), während Person drei, die sportlich inaktivste Person, den geringsten Score (45) aufweist. Somit lässt sich vermuten, dass sich sportliche Aktivität unter anderem auf das Ernährungsbewusstsein auswirkt. Dies bestätigt auch der Vergleich der durchschnittlichen Werte der aktiven (55,5), der moderat aktiven (50) und des kaum aktiven (45) Teilnehmers.

1.3 Vergleich zweier Studien zum Thema Selbstwirksamkeitserwartung

In folgender Tabelle werden zwei Studien zum Thema Selbstwirksamkeit dargestellt. Zum einen die Studie „Der Einfluss von Ergebnis- und Selbstwirksamkeitserwartungen auf die Ergebnisse einer Rehabilitation nach Hüftgelenkersatz" (Dohnke, Müller-Fahrnow, & Knäuper, 2006) und zum anderen die Studie „Selbstwirksamkeitserwartungen und Therapieerfolge bei Patienten mit anhaltender somatoformer Schmerzstörung (ICD-10: F45.4)" (Schneider & Rief, 2007).

Tabelle 2: Vergleich zweier Studien zum Thema Selbstwirksamkeitserwartung (eigene Darstellung)

	Dohnke et al. (2006)	Schneider & Rief (2007)
Fragestellung(en)	Führen bei Patienten nach Hüftgelenkersatz eine bessere Selbstwirksamkeitserwartung und eine positivere Ergebniserwartung zu Rehabeginn zu besseren Reha-Ergebnissen? Führt eine positive Ergebniserwartung vor allem bei gleichzeitigem Vorliegen einer hohen Selbstwirksamkeitserwartung zu besseren Ergebnissen? Liegen bei besserem körperlichem Gesundheitszustand und höherem emotionalem Wohlbefinden, sowie bei einem Vorhandensein behandlungsbezogener Erfahrungen, eine höhere Selbstwirksamkeitserwartung und positivere Ergebniserwartung vor?	Erhöht sich die Selbstwirksamkeitserwartung von Patienten mit somatoformer Schmerzstörung in Abhängigkeit von: - Verbesserten Schmerzbewältigungsstrategien? - Abnehmen der schmerzbedingten Beeinträchtigung? - Abnehmen der allgemeinen psychischen Beeinträchtigung? - Erleben von Therapieerfolgen? Steigern die genannten Bereiche die Selbstwirksamkeit direkt oder indirekt? Welcher Bereich übt sich bei gleichzeitiger Berücksichtigung wie viel auf die Selbstwirksamkeit aus? Welcher Bereich hat am meisten Einfluss?
Stichprobe	1065 Patienten aus 13 orthopädischen Reha-Kliniken, Durchschnittsalter 64,58 Jahre; 60% weiblich; 92% hatten als Hauptdiagnose Coxarthrose; die Reha-Maßnahme begann im Durchschnitt 21,56 Tage nach der Operation und nahm durchschnittlich 22,64 Tage in Anspruch.	316 Patienten der Edertal Klinik (Fachklinik für Psychosomatik und Verhaltensmedizin) in Bad Wildungen, die zwischen April 2002 und Juli 2003 eine stationäre psychosomatische Reha erhielten und die ärztliche Hauptdiagnose „anhaltende somatoforme Schmerzstörung" (nach ICD-10: F45.4) bekamen; Durchschnittsalter 47,9 Jahre; 85,1% weiblich; durchschnittlicher Aufenthalt 38,4 Tage; durchschnittlich seit 8 Jahren von Schmerzen beeinträchtigt
Materialien/Test	Fragebögen zur Erfassung von: - Alter, Geschlecht, Schmerzen, eingeschränkten ADL-Funktionen (zu Reha-Beginn und Reha-Ende) - Ergebnis- und Selbstwirksamkeitserwartungen (zu Reha-Beginn) - Depressivität, behandlungsbezogene Erfahrungen und Arztangaben zum körperlichen Gesundheitszustand (zu Reha-Beginn)	Fragebögen, die von den oben genannten Patienten bei Aufnahme und Entlassung ausgefüllt wurden. Diese erfassten unter anderem: - Selbstwirksamkeit - Schmerzverarbeitung bzw. -bewältigung - die schmerzbedingte Behinderung - Depressivität - Interaktion und Ängste - körperliches und psychisches Wohlbefinden
Untersuchungsdesign	Multizentrische Längsschnittstudie	Feldstudie

	Dohnke et al. (2006)	Schneider & Rief (2007)
Hauptergebnisse	Je positiver die Ergebniserwartung und je höher die Selbstwirksamkeitserwartung zu Reha-Beginn, desto bessere Reha-Ergebnisse (geringere Schmerzen, weniger Einschränkungen der ADLs) zum Ende der Reha. Die positive Wirkung der Ergebniserwartung wird verstärkt durch hohe Selbstwirksamkeitserwartung. Je besser der körperliche Gesundheitszustand, desto höher ausgeprägte Selbstwirksamkeits- und Ergebniserwartung. Je geringer die Depressivitätswerte, desto höher die Selbstwirksamkeitserwartung. Je höher die Selbstwirksamkeitserwartung, desto positiver die Ergebniserwartung. Höhere Selbstwirksamkeit, jedoch weniger positive Ergebniserwartung bei Vorhandensein von behandlungsbezogenen Erfahrungen, in Form von guter präoperativer Aufklärung.	Verbesserte Schmerzbewältigungsstrategien, Abnehmen der schmerzbedingten Beeinträchtigung, Abnehmen der allgemeinen psychischen Beeinträchtigung und direkt erlebte und erfragte Therapieerfolge haben direkte Effekte auf die Selbstwirksamkeitserwartungssteigerung. Verbesserte Schmerzbewältigungsstrategien haben den größten Gesamteffekt auf die Selbstwirksamkeitserwartung (zum einen direkt, zum anderen in stärkerem Maß indirekten über ihren Einfluss auf Veränderungen der schmerzbedingten und allgemeinpsychischen Beeinträchtigung). Den zweitstärksten Einfluss hat die verbesserte schmerzbedingte und allgemeinpsychische Beeinträchtigung. Einen zwar signifikanten aber geringen Einfluss haben die direkt erfragten Veränderungen des psychischen und körperlichen Befindens.

Beide Studien befassen sich mit dem allgemeinen Thema Selbstwirksamkeitserwartung. Dohnke et al. befassen sich eher damit, wie sich die Selbstwirksamkeitserwartung auf die Reha-Ergebnisse auswirken und Schneider & Rief genau umgekehrt, sprich den Einfluss der Therapieerfolge / positiven Therapienebeneffekte auf die Selbstwirksamkeitserwartung. Bei Dohnke et al. wird außer der Selbstwirksamkeit noch die Ergebniserwartung erwähnt und mit untersucht, welche bei Schneider & Rief außer Acht gelassen wird. Auffällig ist vor allem die Größe der Stichprobe. Während bei Dohnke et al. 1065 Patienten aus 13 orthopädischen Reha-Kliniken befragt wurden, wurden bei Schneider & Rief lediglich 316 Patienten einer einzigen Klinik befragt, was der ersteren Studie eine deutlich höhere Aussagekraft verleiht. Beide Studien bedienten sich zur Datenerfassung an Fragebögen, mit denen teilweise ähnliche Angaben untersucht wurden, wie zum Beispiel Schmerz bzw. Beschwerden, ADL-Einschränkungen bzw. schmerzbedingte Behinderung, die Depressivität, die Selbstwirksamkeitserwartung sowie der körperliche Gesundheitszustand bzw. körperliches Wohlbefinden. Dohnke et al. bezieht zusätzlich noch Angaben zu behandlungsbezogenen Erfahrungen mit ein, Schneider & Rief hingegen erfassen unter anderem noch Angaben zu Interaktion und Ängsten sowie zur Schmerzverarbeitung. Was die Ergebnisse betrifft sind sich beide Studien einig, dass Selbstwirksamkeitserwartung und Reha- / Therapieergebnisse in einem Kausalzusammenhang stehen. Des Weiteren beschreiben beide Studien einen Einfluss des psychischen Wohlbefindens bzw. der Depressivität auf die Selbstwirksamkeitserwartung, wobei dieser Zusammenhang von Schneider & Rief als „zwar signifikant […] aber gering" (S. 54) beschrieben wird.

2 Chronische Erkrankungen

2.1 Definition „chronische Erkrankung"

Chronische Krankheiten bilden eine große Herausforderung für das deutsche Gesundheitssystem (Schaeffer, 2006, S. 192-201). Sie verlaufen langwierig und sind nicht heilbar (von Aster & Burger, 2005, S. 447). Häufig resultieren aus der eigentlichen Krankheit weitere zusätzliche Krankheitsbilder. Chronische Krankheiten haben oft gleichzeitig biologische, psychische und soziale Probleme zur Folge. (Raspe H. , 2011, S. 4-8) Laut ursprünglich Schaeffer & Moers (2011) verursachen sie Leistungs- und Funktionseinschränkungen der Betroffenen, wodurch sich deren Belastbarkeit vermindert. Folgen sind Hilfs- bzw. Pflegebedürftigkeit im fortgeschrittenen Stadium. (Haslbeck, Margot, Bischofsberger, & Sottas, 2015, S. 20) Chronische Krankheiten verlaufen wechselhaft. Betroffene durchleben stabilere und instabilere Phasen. Ursachen für die Erkrankung sind oft nicht nachvollziehbar. Sie können aufgrund endogener (z.B. genetische Disposition) oder exogener Faktoren (z.B. Ereignisse / Umwelteinflüsse) auftreten, sowie lebensstilbedingt sein. (Schaeffer & Moers, 2011; zitiert nach Haslbeck, Margot, Bischofsberger, & Sottas, 2015, S. 20)

2.2 Statistiken zum Thema chronische Erkrankungen

Die folgende Abbildung zeigt die häufigsten Todesursachen (männlich und weiblich) in Deutschland im Jahr 2015. Hier werden die Auswirkungen der chronischen Erkrankungen deutlich. Direkt auf Platz eins sind die chronischen ischämischen Herzkrankheiten gefolgt vom Herzinfarkt und der Herzinsuffizienz. (Statistisches Bundesamt, 2015)

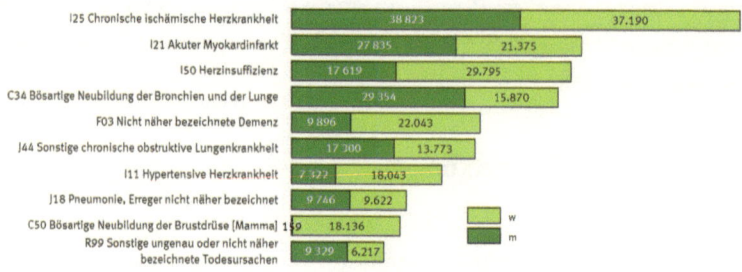

Abbildung 2: Häufigste Todesursachen in Deutschland 2015 männlich und weiblich (Statistisches Bundesamt, 2015, S. 4)

Grund für die Häufigkeit der chronischen Erkrankungen ist der demografische Wandel, denn mit zunehmendem Alter erhöht sich auch das individuelle Krankheitsrisiko, wie sich aus nachfolgender Abbildung ablesen lässt. Des Weiteren lässt sich erkennen, dass Frauen häufiger betroffen sind, als Männer. (Nowossadek, 2012).

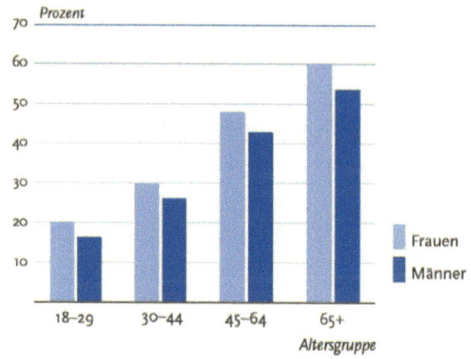

Abbildung 3: Anteil der Menschen mit mindestens einer chronischen Krankheit nach Geschlecht und Alter (GEDA, 2009; zitiert nach Nowossadek, 2012, S. 3)

2.3   Chronischer Schmerz

2.3.1   Definition Schmerz

Wissenschaftler der International Association for the Study of Pain (IASP) definieren Schmerz folgendermaßen: „Pain is an unpleasant sensory and emotional experience with actual or potential tissue damage or described in terms of such damage" (ISAP,

1979; zitiert nach Kröner-Herwig B., 1996) (Dt.: „Schmerz ist eine unangenehme sensorische und emotionale Erfahrung durch eine tatsächliche oder potentielle Gewebeschädigung oder, die mit Begriffen einer solchen Schädigung beschrieben wird.") Ein positiver Aspekt dieser Definition ist, dass Schmerz nicht mehr nur in Kausalzusammenhang mit einer Gewebeschädigung steht, sondern auch der Aspekt berücksichtigt wird, dass Schmerz auch ohne Vorhandensein eines organischen Auslösers wahrnehmbar sein kann (Kröner-Herwig B., 1996, S. 3).

2.3.2 Der Unterschied zwischen akutem und chronischem Schmerz

Akuter Schmerz ist zeitlich begrenzt. Er besteht nur über einen geringen Zeitraum. Außerdem steht er immer in Kausalzusammenhang mit einem auslösenden Reiz in mechanischer (z.b. Nadelstich), chemischer (z.b. Verätzung) oder thermischer Form (z.B. Verbrennung). Schmerzquellen, die im Körperinneren entstehen, wie beispielsweise eine Entzündung sind oft nicht so einfach nachvollziehbar, lassen sich jedoch durch andere Zeichen, wie z.b. eine Gewebeschwellung oder Berührungsempfindlichkeit erkennen. Akuter Schmerz vergeht gemeinsam mit dem Schwinden der Schädigung.

Chronischer Schmerz hält über einen längeren Zeitraum an. Eine häufig verwendete Richtlinie ist das Anhalten des Schmerzes über länger als drei bis sechs Monate. Fast immer lässt sich beim chronischen Schmerz keine Gewebeschädigung oder ein auslösender Reiz nachweisen. Deshalb ist auch die Therapie deutlich schwieriger, da nicht an der Ursache angesetzt werden kann. (Kröner-Herwig B. , 2018, S. 262) Häufig bleiben daher Behandlungsversuche erfolglos (Kröner-Herwig B. , 2018).

2.4 Spezifizierung chronischer Rückenschmerz

Im Folgenden wird spezifiziert auf die chronischen Rückenschmerzen eingegangen, da diese „eine der häufigsten und aufwändigsten Gesundheitsstörungen" darstellen (Raspe, Hüppe, & Matthis, 2003). Chronische Rückenschmerzen bedeuten für Betroffene eine erhebliche Einschränkung der Lebensqualität, sowie eine hohe Belastung der Wirtschaft und der Solidargemeinschaft der Sozialversicherungen (Bolten, Kempel-Waibel, & Pförringer, 1998, S. 388).

2.5 Überblick über aktuelle Daten und Zahlen

Aktuelle Daten und Zahlen belegen das hohe Ausmaß des Problems „Rückenschmerzen" in Deutschland. In der deutschen Rückenschmerzstudie von 2003/2006 gaben 74-
85% der Befragten an, mindestens einmal im Leben unter Rückenschmerzen gelitten zu
haben. Diese Zahl ist möglicherweise noch unterschätzt, da ein Teil der Befragten ver-
gangene Schmerzen evtl. vergessen oder „wegerklärt" haben könnten. 32-49% gaben
an, am Tag der Befragung unter Rückenschmerzen gelitten zu haben.

In der folgenden Abbildung sind die Ergebnisse des 2003 und 2009 durchgeführten tele-
fonischen Gesundheitssurveys des Robert Koch-Instituts (RKI) dargestellt. Untersucht
wurde die Prävalenz von mindestens drei Monate anhaltenden, fast täglichen Rückenschmerzen der deutschen Bevölkerung. Deutlich zu erkennen ist sowohl das höhere
Auftreten bei Frauen, als auch der fast lineare Anstieg der Prävalenz mit zunehmendem
Alter. (Raspe H. , 2012, S. 13)

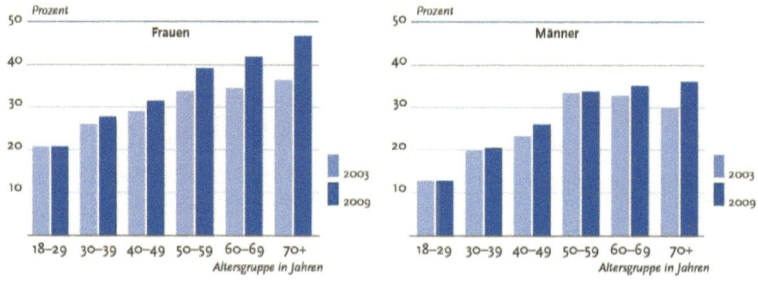

Abbildung 4: Ergebnisse des Gesundheitssurveys des RKI 2003, 2009: Rückenschmerzen der deutschen Bevölkerung (mind. drei Monate, fast täglich) (Raspe H. , 2012, S. 13)

Die Studie „Gesundheit in Deutschland aktuell" des RKI (2009) ergab außerdem eine
Häufigkeit von 20,7% der Befragten mit fast täglichen, mindestens drei Monate anhaltenden Rückenschmerzen im letzten Jahr (Raspe H. , 2012, S. 13).

2.6 Ursachen und Risikofaktoren

Risikofaktoren für die Chronifizierung akuter Rückenschmerzen sind unter anderem keine nachweisbaren objektiven körperlichen Befunde, Ängste, Depressionen und ein schlechtes Allgemeinbefinden. Zudem stellen ein niedriger Bildungsstand und körperliche Inaktivität ein weiteres Risiko dar. (Basler, 1990) Werner Kieser schreibt in seinem Buch „Ein starker Körper kennt keinen Schmerz" folgendes: „Nach Aussage international führender Orthopäden liegt die Ursache von etwa 80 Prozent aller Rückenbeschwerden in der Schwäche der Rückenmuskulatur, genauer: der Lumbal-Extensoren." (Kieser, 2015, S. 206). Tatsächlich konnte in einigen Untersuchungen bei Rückenpatienten eine muskuläre Insuffizienz nachgewiesen werden. Diese führt zur Belastung der passiven Teile der Wirbelsäule, die den Schmerz auslösen. (Hildebrandt, 2003)

2.7 Prävention und Intervention

Die Intervention zur Behandlung von chronischen Rückenschmerzen versucht sich vor allem auf präventive Maßnahmen zu konzentrieren (Basler, 1990), da Behandlungsversuche, wie in Kapitel 2.3.2 erwähnt, aufgrund der meist nicht bekannten Ursachen oft erfolglos sind (Kröner-Herwig B. , 2018). Es wird also versucht durch die Identifikation von Risikofaktoren und einer Frühbehandlung die Chronifizierung akuter Rückenschmerzen zu verhindern (Basler, 1990). Bei bereits chronischen Beschwerden kann die individuelle Zufriedenheit als Bewältigungsergebnis gesehen werden. Wenn ein Betroffener lernt, mit den vermeintlich unveränderlichen Gegebenheiten umzugehen, kann er zu subjektiver Zufriedenheit gelangen. (von Aster & Burger, 2005) Chronische Rückenschmerzen, die auf einer muskulären Insuffizienz beruhen, sollten natürlich mit einem muskulären Training behandelt werden. Schonung und Bewegungsvermeidung sind kontraproduktiv. Oftmals jedoch haben Patienten auch psychosoziale Probleme, weshalb zusätzlich psychotherapeutische Maßnahmen sinnvoll bzw. notwendig sind. (Hildebrandt, 2003)

2.8 Konsequenzen für eine gesundheitsorientierte Beratung

Da chronischen Erkrankungen, wie in 2.1 erwähnt, oft lebensstilbedingte Risikofaktoren zugrunde liegen, ist es in der gesundheitsorientierten Beratung wichtig, hierfür zunächst einmal ein Problembewusstsein zu schaffen. Zudem sollte vor allem hier die Selbstwirksamkeitserwartung gesteigert werden, da das Umsetzen der therapeutischen Maßnahmen, wie zum Beispiel das Betreiben von muskulärem Training und eben hier auch das Verändern eines risikobehafteten Lebensstils (z.b. viel Sitzen, Bewegungsmangel) viel Eigeninitiative erfordert (von Aster & Burger, 2005). Bei einer bereits irreversiblen Schädigung, sollte darauf geachtet werden, dies dementsprechend mit dem Klienten zu kommunizieren, um in ihm keine falschen Hoffnungen auf Heilung aufkommen zu lassen, so dass er sich darauf einstellen kann die subjektive Zufriedenheit und das „Umgehen-können" mit der Krankheit als Behandlungsziel wahrzunehmen (von Aster & Burger, 2005). Wie in 2.7 erwähnt, sollten bei der Beratung auch die psychotherapeutischen Maßnahmen nicht vernachlässigt werden (Hildebrandt, 2003), um bestmögliche Ressourcen für den Umgang mit der Krankheit zu schaffen.

3 Beratungsgespräch mit Herrn Fischer

3.1 Einordnung von Herrn Fischer in das Berliner (Sport-) Stadien-Modell

Das Berliner (Sport-) Stadien-Modell (Fuchs, 2001) besteht aus den Handlungsstadien „Präkontemplation", „ Kontemplation", „Disposition", „Präaktion", „Implementierung" und „Habituation" sowie „Fluktuation" und „Abbruch" und „Resumption". Herr Fischer möchte laut Fallbeispiel „seine Rückenschmerzen reduzieren oder – im Idealfall – komplett bekämpfen". Dies lässt vermuten, dass er bereits in Erwägung zieht, etwas dafür zu investieren, sprich eine sportliche Aktivität zu beginnen. Im Handlungsstadium „Präkontemplation" ist keine Bereitschaft zu einer sportlichen Aktivität vorhanden. Somit lässt sich Herr Fischer eher in das Stadium „Kontemplation" einordnen, in dem eine Verhaltensänderung schon in Betracht gezogen wird. Da im Fallbeispiel jedoch noch keine genaue Zielintention herauszulesen ist, was dem Stadium „Disposition" zuzuordnen wäre, befindet sich Herr Fischer vermutlich noch nicht in dieser Phase.

3.2 Die zu erreichenden gesundheitspsychologischen Ziele im Verlauf der Beratung während der Intentions- und Zielbildungsphase

Folgende gesundheitspsychologischen Ziele sollen mit Herrn Fischer erreicht werden: Zunächst einmal soll ein Problembewusstsein geschaffen werden, sollte dieses nicht schon ausreichend vorhanden sein. Herr Fischer soll intrinsisch motiviert und seine Intension verstärkt und emotional behaftet werden, sodass er den „Rubikon" überschreitet und er sich seines Vorhabens sicher ist. Dann soll mit Herrn Fischer ein spezifisches, messbares, attraktives, realistisches und terminiertes Ziel und die jeweiligen „Etappenziele" erarbeitet werden. Für mögliche Hindernisse bei der Umsetzung werden Vorgehensweisen zur Überwindung festgelegt. Somit kann ein konkreter Handlungsplan erstellt werden, welcher anschließend umgesetzt werden soll. Vorhandene Ressourcen (physisch, psychisch, sozial) werden dabei bestmöglich genutzt. So wird Herr Fischer durch die einzelnen Handlungsstadien des BSM geleitet, bis er die Habituation erreicht, sprich sein neues Verhalten (regelmäßiges Krafttraining und Bewegung im Alltag) dauerhaft erhalten bleibt. Ein Rückfall oder Abbruch soll vermieden werden, indem seine Kompetenz- und Konsequenzerwartung, sowie seine Resilienz, eine Erfolgsorientierung und eine realistische Selbstreflexion gestärkt bzw. gefördert werden.

3.3 Zu beachtende Aspekte bezüglich der Rolle des Beraters

Der Berater sollte sich vor dem Gespräch zunächst umfassend über Herrn Fischer informieren, um zum einen Wertschätzung auszudrücken und zum anderen genau über die Zielvorstellungen und Ressourcen seines Klienten Bescheid zu wissen, um die Beratung demensprechend bestmöglich anzupassen. Beim Gespräch sollte nach einer freundlichen Begrüßung erst einmal ein Einstieg gefunden werden (evtl. mit einem Thema, worüber Herr Fischer gerne spricht), um eine positive Beziehungsebene herzustellen. Der Berater sollte darauf achten, möglichst keine „Anweisungen" zu geben, sondern den Klienten mit gezielten offenen Fragen dazu zu bringen, selbst einen Handlungsplan zu erarbeiten. Dabei sollte möglichst verständlich gesprochen und so wenige Fachbegriffe wie möglich genutzt werden. Übertreibungen oder unrealistische Versprechungen werden vermieden. Ein empathischer Berater versucht zudem immer wieder während des Gesprächs die Selbstwirksamkeit des Klienten zu steigern.

3.4 Der Gesprächsverlauf, sowie die verwendeten Werkzeuge und methodischen Vorgehensweisen

Im folgenden Gesprächsverlauf wird der Einfachheit halber der Berater mit „B" und Herr Fischer mit „F" abgekürzt. Die verwendeten Werkzeuge und die methodische Vorgehensweise werden an den entsprechenden Stellen jeweils in Klammern angegeben.

B: „Guten Tag, Herr Fischer. Mein Name ist Sabrina Krug. Schön, dass sie schon so früh hier sein konnten." (Positive Beziehungsebene aufbauen)

F: „Guten Tag, Frau Krug. Freut mich."

B: „So, Herr Fischer. Ich habe schon einiges über Sie erfahren. Sie sind 58 Jahre alt, 181 cm groß, wiegen 76 kg und arbeiten als Beamter im Jugendamt. Ist das richtig?" (Wertschätzung, Interesse zeigen, sowie, dass man sich über den Klienten informiert hat)

F: „Genau. Und ich bin hier, weil ich seit einem Jahr unter regelmäßigen Rückenschmerzen leide, die ich gerne los haben würde."

B: „Darf ich fragen, sitzen Sie in ihrem Beruf viel am Schreibtisch?"

F: „Ja, eigentlich den ganzen Tag und wenn ich nach Hause komme sitze ich im Prinzip auch den ganzen Abend auf dem Sofa oder am Tisch."

B: „Sie haben bis vor fünf Jahren noch regelmäßig Fußball gespielt, richtig?"

F: „Richtig."

B: „Und damals machte Ihr Rücken keine Probleme?" (Problembewusstsein schaffen)

F: „Ja, damals war es deutlich besser. Ich sehe ein, dass ich mich dringend wieder mehr bewegen muss aber ich weiß noch nicht genau wie ich das am besten umsetze, damit ich auch am Ball bleibe."

B: „Das kriegen wir auf jeden Fall hin, Herr Fischer. Sie haben ja damals schon regelmäßig Fußball gespielt, somit haben sie ja schon Erfahrung was sportliche Aktivität angeht (Kompetenzerwartung steigern). Darf ich Sie fragen, was machen Sie denn momentan, wenn Sie nach der Arbeit nach Hause kommen?"

F: „Also, ich koche mir etwas zu essen, mache evtl. noch ein paar Erledigungen und dann setze ich mich aufs Sofa und lese ein Buch, verbringe Zeit am Smartphone oder schaue Fernsehen bis ich schlafen gehe."

B: „Was denken Sie sind die Vor- und Nachteile an diesem Verhalten?" (Kosten-Nutzen-Waage)

F: „Naja, also den größten Teil meiner Freizeit sitze ich halt einfach nur rum. Das tut meinem Rücken natürlich nicht gerade gut, das ist ein großer Nachteil. Vorteile wären eigentlich nur, dass es eben bequem ist und ich dabei entspannen kann."

B: „Wo sehen Sie sich selbst in zehn Jahren, wenn sie an Ihrem Verhalten nichts ändern?" (Emotionen ansprechen, somit intrinsische Motivation fördern)

F: „Da bin ich 68. Da kann ich froh sein, wenn ich dann vor Schmerz überhaupt noch laufen kann. Wenn dadurch nicht sogar noch weitere Probleme dazu kommen."

B: „Was würden Sie gerne wieder tun können, wenn Sie schmerzfrei wären?" (Emotionen ansprechen)

F: „Ich würde gerne mal wieder eine Nacht durchschlafen können, ohne von Schmerzen geweckt zu werden. Oder mit meinen Enkelkindern im Garten spielen."

B: „Was wären Sie bereit für Ihre Enkelkinder zu investieren?"

F: „Sie bedeuten mir alles. Mit ihnen aktiv was zu unternehmen wäre ein Traum."

B: „Was denken Sie, was könnte Sie an Ihrem Vorhaben hindern? Wo könnten Schwierigkeiten auftreten?" (Barrieremanagement)

F: „Wahrscheinlich die Zeit und die Motivation. Wenn ich einmal auf dem Sofa sitze, fällt es mir schwer mich noch zum Sport zu motivieren. Oder wenn ich Dinge erledigen muss wie einkaufen, der Haushalt etc. dann finde ich vielleicht keine Zeit."

B: „Was könnten Sie tun, damit diese Probleme gar nicht erst entstehen?"

F: „Naja, ich könnte vielleicht direkt von der Arbeit ins Fitnessstudio fahren, sodass ich mich gar nicht erst aufs Sofa setze. Oder mal zu Fuß einkaufen gehen."

B: „Gibt es jemanden, der Sie bei diesem Vorhaben unterstützen könnte?" (Ressourcen nutzen, fördern)

F: „Ja, meine Frau."

B: „Was wünschen Sie sich, wie Ihre Frau Sie unterstützen könnte?"

F: „Sie könnte mich vielleicht abends daran erinnern, meine Sporttasche zu packen, damit ich sie am nächsten Tag direkt mit zur Arbeit nehme. Oder sie könnte mir ein paar Aufgaben im Alltag abnehmen, sodass ich z.B. etwas mehr Zeit habe, um zu Fuß einkaufen zu gehen."

B: „Sehr gute Idee. Haben Sie denn schon eine konkrete Vorstellung, was genau Sie tun möchten, um Ihre Rückenschmerzen zu bekämpfen?" (Ziel konkretisieren → SMART-Methode)

F: „Eigentlich nicht. Also Fußball spielen würde ich ungern wieder anfangen in meinem Alter. Was empfehlen Sie mir denn?"

B: „Also zum einen sollten wir natürlich schauen, dass wir Ihren Alltag einfach etwas aktiver gestalten, wenn Sie schon bei der Arbeit so viel sitzen. Und natürlich bietet sich zusätzlich ein ausgewogenes Krafttrainingsprogramm an, da tatsächlich 80% der Rückenschmerzen auf einer zu schwachen Rückenmuskulatur beruhen (Kieser, 2015, S. 206). Natürlich sollten wir etwas finden, was Ihnen Spaß macht, sodass sie auch am Ball bleiben. Können Sie sich das vorstellen?"

F: „Ja, an so etwas hatte ich gedacht."

B: „Was halten Sie für realistisch? Wie oft in der Woche und wie lang könnten Sie einrichten Krafttraining zu betreiben?" (realistisches, terminiertes Ziel setzen → SMART)

F: „Ich hatte so an dreimal pro Woche für jeweils eine halbe bis eine Stunde gedacht."

B: „Lässt sich das fest in Ihren Wochenplan einplanen?" (Zeitmanagement)

F: „Ja, bei mir gibt es ein Kieser Training direkt ums Eck. Ein Freund von mir hat mir das mal empfohlen. Da bräuchte ich gar nicht lang hin. Das könnte ich dienstags und donnerstags machen, da habe ich früher Feierabend und dann vielleicht noch am Wochenende einmal, da habe ich eigentlich immer Zeit."

B: „Das klingt nach einem Plan. Wie könnten Sie Ihre Umsetzung selbst kontrollieren?" (Ziel messbar machen)

F: „Ich könnte mir die Tage als festen Termin in meinen Kalender eintragen und dann immer abhaken, wenn ich im Training gewesen bin oder einen traurigen Smiley dazu malen, wenn ich nicht hingegangen bin."

B: „Gute Idee. So haben Sie einen Überblick und etwas Kontrolle über ihre Aktivität. Wie möchten Sie sich für die aktiven Wochen belohnen bzw. für die „faulen" Wochen „bestrafen"? (Operante Konditionierung)

F: „Ich könnte mir für jede Woche, in der ich drei mal im Training war eine Kleinigkeit gönnen, wie z.B. ein heißes Bad oder einen schönen Tag mit meiner Frau oder etwas Schönes kaufen. Bestrafen könnte ich mich vielleicht, indem ich dafür sonntagabends meine Lieblingsserie nicht anschaue oder meine Frau darum bitte, mir sonntagmittags nicht, wie gewohnt, mein Wunschgericht zu kochen.

B: „Super, das klingt gut. Wie können wir Erfolge visualisieren? Bzw. welche Etappenziele möchten Sie sich setzen?" (Kompetenzerwartung steigern durch erreichen von
Etappenzielen, erfolgsorientierte Kausalattribution fördern)

F: „Ich könnte ein Schmerztagebuch führen, in das ich jeden Abend reinschreibe, wie es
meinem Rücken geht. Oder indem ich mir meine Trainingsgewichte notiere. Dann kann
ich sehen, ob ich mich steigere. Für Etappenziele könnte ich vielleicht die Trainer im
Studio fragen, welche Trainingsgewichte realistische Etappenziele für mich sind."

B: „Sehr gut, und wo könnten Sie sich im Alltag vorstellen etwas aktiver zu sein?"
(Handlungsfelder miteinbeziehen)

F: „Vielleicht könnte ich bei der Arbeit statt den Fahrstuhl mal die Treppe nehmen.
Oder mal eine Bushaltestelle früher aussteigen und den Rest zu Fuß gehen."

B: „Und gibt es auch zuhause eine Möglichkeit etwas aktiver zu sein?"

F: „Ich könnte vor dem Fernseher ein paar Entspannungsübungen machen, statt auf dem
Sofa zu liegen. Oder statt herumzusitzen, wenn ich ein Buch lese, könnte ich das bei
einem kleinen Spaziergang durch den Wald machen."

B: „Super! Wann möchten Sie damit starten?"

F: „Gleich heute Abend könnte ich mal ins Kieser Training ums Eck gehen und mich
informieren. Das könnte ich dann mit einem kleinen Spaziergang verbinden."

B: „Das ist eine gute Idee. Denken Sie dran, es kann immer mal zu Rückfällen kommen.
Das heißt aber nicht, dass alles verloren ist, solange Sie den Einstieg wieder finden.
Dann schlage ich vor wir treffen uns nächste Woche nochmal, um die ersten Schritte zu
reflektieren und evtl. etwas anzupassen."

4 Literaturverzeichnis

Bandura, A. (1994). Self-efficacy. *Encyclopedia of human behavior, 4*, S. 71-81.

Barysch, K. (2016). Selbstwirksamkeit. In D. Frey, *Psychologie der Werte* (S. 201-211). Berlin, Heidelberg: Springer.

Basler, H. (1990). Prävention chronischer Rückenschmerzen. *Der Schmerz, 4*, S. 1-6.

Bolten, W., Kempel-Waibel, A., & Pförringer, W. (1998). Analyse der Krankheitskosten bei Rückenschmerzen. *Medizinische Klinik, 93*, S. 388.

Dohnke, B., Müller-Fahrnow, W., & Knäuper, B. (2006). Der Einfluss von Ergebnis- und Selbstwirksamkeitserwartungen auf die Ergebnisse einer Rehabilitation nach Hüftgelenkersatz. *Zeitschrift für Gesundheitspsychologie, 14 (1)*, S. 11-20.

Fuchs, R. (2001). Entwicklungsstadien des Sporttreibens. *Sportwissenschaft, 31*, S. 255-281.

Haslbeck, J., Margot, K., Bischofsberger, I., & Sottas, B. (2015). *Leben mit chronischer Krankheit: Die Perspektive von Patientinnen, Patienten und Angehörigen.* (S. Gesundheitsobservatorium, Hrsg.) Neuchâtel: Obsan Dossier 46.

Hildebrandt, J. (2003). Die Muskulatur als Ursache für Rückenschmerzen. *Der Schmerz, 17*, S. 412-418.

Kieser, W. (2015). *Ein starker Körper kennt keinen Schmerz: Gesundheitsorientiertes Krafttraining nach der Kieser-Methode.* München: Wilhelm Heyne Verlag.

Kröner-Herwig, B. (1996). Chronischer Schmerz - Eine Gegenstandsbestimmung. In H. Basler, C. Franz, B. Kröner-Herwig, H. Rehfisch, & H. Seemann, *Psychologische Schmerztherapie* (S. 3). Berlin, Heidelberg: Springer.

Kröner-Herwig, B. (2018). Chronischer Schmerz. In J. Margraf, & S. Schneider, *Lehrbuch der Verhaltenstherapie* (Bd. 2). Berlin, Heidelberg: Springer.

Luszczynska, A., Gutiérrez-Dona, B., & Schwarzer, R. (2005). General self-efficacy in various domains of human functioning: Evidence from five countries. *International Journal of Psychology, 40 (2)*, S. 80-89.

Nowossadek, E. (2012). Demografische Alterung und Folgen für das Gesundheitswesen. *GBE Kompakt, 3*(2), S. 3.

Raspe, H. (2011). Chronische Erkrankungen. *Bundesgesundheitsblatt, 54*, S. 4-8.

Raspe, H. (2012). *Rückenschmerzen.* Berlin: Robert Koch-Institut.

Raspe, H., Hüppe, A., & Matthis, C. (2003). Theorien und Modelle der Chronifizierung: Auf dem Weg zu einer erweiterten Definition chronischer Rückenschmerzen. *Der Schmerz, 17*, S. 359-366.

Schaeffer, D. (2006). Bewältigung chronischer Erkrankung: Konsequenzen für die Versorgungsgestaltung und die Pflege. *Zeitschrift für Gerontologie und Geriatrie, 39*, S. 192-201.

Schneider, J., & Rief, W. (2007). Selbstwirksamkeitserwartungen und Therapieerfolge bei Patienten mit anhaltender somatoformer Schmerzstörung (ICD-10: F45.4). *Zeitschrift für klinische Psychologie und Psychotherapie, 36 (1)*, S. 46-56.

Statistisches Bundesamt. (2015). Todesursachen in Deutschland. *Gesundheit, 12*(4), S. 4.

von Aster, M., & Burger, W. (2005). Chronische Krankheiten im Kindesalter. In M. Linden, & M. Hautzinger, *Verhaltenstherapiemanual* (S. 447). Berlin, Heidelberg: Springer.

5 Abbildungs- und Tabellenverzeichnis

5.1 Abbildungsverzeichnis

5.2 Tabellenverzeichnis

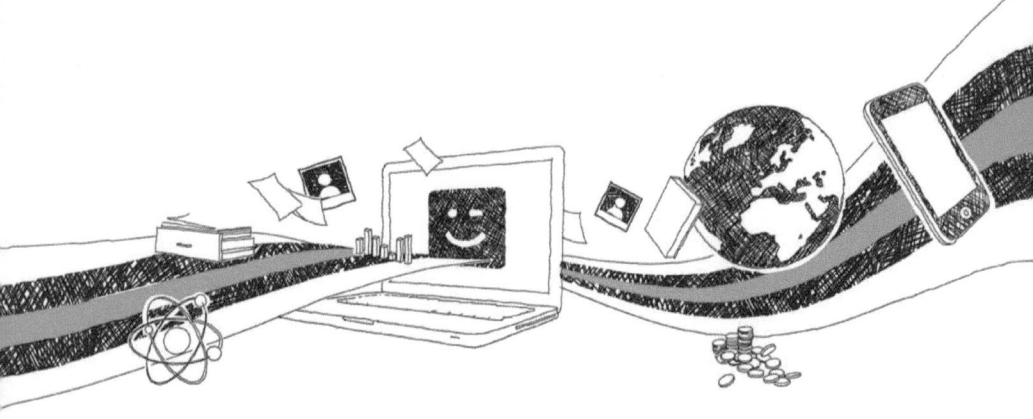
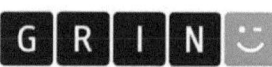